# DE LA LITHOTRITIE

CONSIDÉRÉE

## AU POINT DE VUE DE SON APPLICATION.

# DE LA
# LITHOTRITIE

CONSIDÉRÉE

## AU POINT DE VUE DE SON APPLICATION.

### PAR P.-S. SÉGALAS,

Membre de l'Académie impériale de médecine.

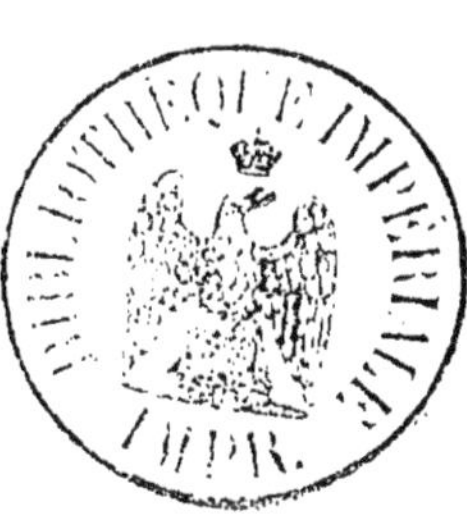

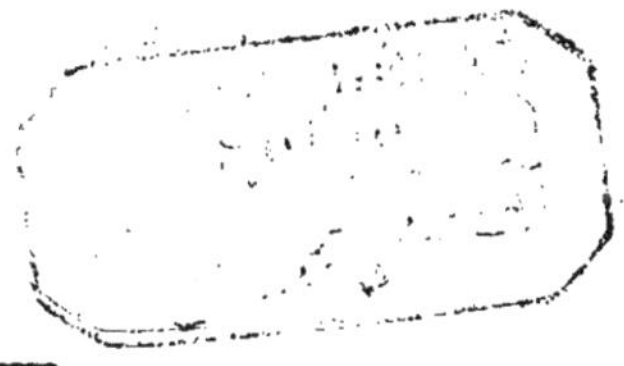

Publications de l'**Union Médicale**, Août et Septembre 1855.

## PARIS,

TYPOGRAPHIE FÉLIX MALTESTE ET C<sup>ie</sup>,

Rue des Deux-Portes-Saint-Sauveur, 22.

1855

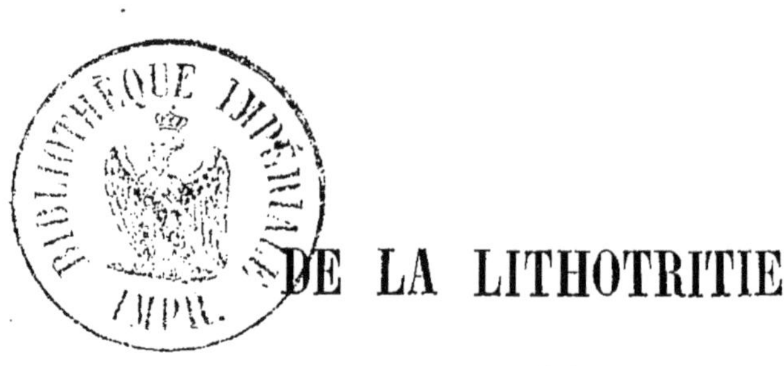


# DE LA LITHOTRITIE

CONSIDÉRÉE

## AU POINT DE VUE DE SON APPLICATION.

---

Amené par un concours de circonstances peu communes à faire un très grand nombre d'opérations de lithotritie, j'ai dû étudier la nouvelle méthode de traiter la pierre dans des conditions bien diverses. Je pense être utile aux hommes de ma profession qui n'ont pas eu le même avantage, en leur faisant connaître ce que j'ai vu, observé, pratiqué, et en leur exposant les principes qui m'ont été dictés par une longue expérience, d'un côté, relativement aux manœuvres chirurgicales à employer contre les calculs vésicaux ; de l'autre, pour la conduite médicale à tenir avant, pendant et après l'emploi des instrumens.

Je dirai d'abord quelques mots sur les pierres de la vessie, sur leurs causes et leurs effets. Je serai court ; j'ai traité ailleurs (1) ce sujet avec les développemens qu'il mérite.

(1) *Essai sur la gravelle et la pierre*, considérées sous le rapport de leurs causes, de leurs effets et de leurs divers modes de traitement ; 2e édition, 1839.

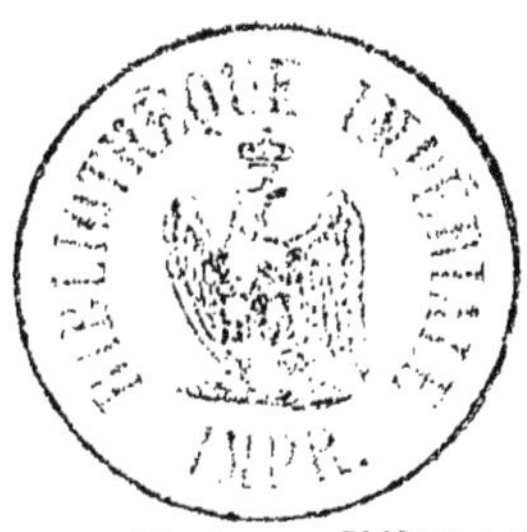


## I.

**Des conditions physiques et chimiques des pierres de la vessie.**

Les pierres de la vessie sont de nature très diverse; mais, pour le chirurgien, elles peuvent être rangées en cinq groupes : 1º Les pierres d'oxalate de chaux; 2º les pierres d'acide urique; 3º les pierres phosphatiques; 4º les pierres d'oxyde cystique; 5º les pierres composées, qui contiennent deux, trois, quatre de ces élémens ou d'autres principes, en couches successives et d'épaisseur variable.

Les pierres d'oxalate de chaux sont, en général, d'une couleur fauve ou noirâtre, de forme arrondie, à surface mamelonnée et quelquefois hérissée de pointes. Elles sont dures et difficiles à écraser; mais elles cèdent au marteau, et ce ne sont pas les moins commodes à briser.

Les pierres d'acide urique sont jaunes ou jaunâtres, souvent ovalaires, à surface généralement lisse, quelquefois légèrement mamelonnée, et plus ou moins dures, selon leur volume et leur ancienneté. Elles peuvent résister à la pression; mais elles cèdent à la percussion répétée, surtout quand celle-ci est aidée par une pression méthodique.

Les pierres phosphatiques sont de couleur grise ou blanchâtre, de forme très variée, et quelquefois amorphes; elles offrent, en général, une surface irrégulière, raboteuse. La plupart d'entre elles cèdent à la simple pression; toutes sont facilement brisées par l'association de la pression et de la percussion.

Les pierres d'oxyde cystique sont ordinairement d'un blanc de perle, ovoïdes et à surface lisse. Elles peuvent céder à la pression; mais elles se divisent mieux sous l'influence de la pression et de la percussion combinées.

Les pierres composées ont une couleur qui diffère selon la nature de la couche extérieure, et tiennent, tant pour leur forme que pour leur résistance, des caractères de leurs élémens constituans; mais, en général, elles sont faciles à briser par la pression ou la percussion, et surtout par les deux actions réunies.

Les pierres d'oxalate de chaux croissent lentement, et sont rarement très volumineuses. Toutefois, j'en ai brisé une qui avait 27 lignes de diamètre; à la vérité, chez un malade de 32 ans, qui en faisait remonter l'origine jusqu'à sa première enfance. Il ne se rappelait pas d'avoir jamais uriné sans souffrir.

Les pierres d'acide urique semblent croître plus vite; elles offrent une extrême diversité de volume : il y en a qui sont très petites et d'autres qui présentent jusqu'à trois et même quatre pouces de diamètre.

Il en est de même de celles de phosphates : elles peuvent être très volumineuses; elles grossissent d'ailleurs très rapidement.

Quant aux calculs d'oxyde cystique, je n'en ai rencontré que de petite et moyenne grosseurs.

Les pierres composées ont assez souvent un fort volume, et sont presque toujours de date ancienne.

Quant au nombre des pierres, celles d'oxalate de chaux doivent être rarement multiples; car j'ai brisé beaucoup de pierres de cette nature, et je n'en ai jamais rencontré qu'une seule chez un même malade. Il n'en est pas ainsi des pierres d'acide urique : elles sont souvent multiples et parfois très nombreuses. J'en ai trouvé par centaines dans certaines vessies. En ce cas, elles sont généralement peu volumineuses; quelquefois, une ou plusieurs d'entre elles sont plus ou moins grosses, et les autres vont en décroissant de volume, au point de ne plus offrir que la grosseur d'un pois, de ne plus constituer que des graviers.

Cela se conçoit : les noyaux de ces pierres se forment dans les reins; ils descendent successivement dans la vessie, et leur volume se trouve en rapport avec la durée du temps depuis lequel ils y séjournent.

La plupart des pierres phosphatiques que j'ai observées étaient seules; j'en ai trouvé quelques-unes qui étaient multiples; mais c'est là évidemment une exception. Les pierres phosphatiques commencent à se former le plus souvent dans la vessie elle-même, sous l'influence d'une affection catarrhale de cet organe; la matière animale qui lie ici les précipités salins doit tendre à les unir au premier noyau, à leur faire faire la boule de neige. Les pierres multiples de cette nature que j'ai remarquées étaient dans des vessies à colonnes, logées parfois dans des sinus.

Les pierres d'oxyde cystique que j'ai rencontrées étaient uniques.

Quant aux pierres composées, il est dans l'ordre qu'elles soient uniques ou multiples, suivant la nature du noyau central, suivant que l'affection calculeuse aura commencé par une concrétion d'oxalate de chaux ou d'acide urique, d'oxyde cystique ou de sels phosphatiques.

Ces différentes pierres peuvent exister à tous les âges et dans les deux sexes ; mais d'abord elles se montrent moins souvent chez la femme que chez l'homme, et ensuite, les pierres d'oxalate de chaux se remarquent surtout chez les enfans, et celles d'acide urique chez les vieillards.

Chacune des pierres que nous venons d'indiquer peut être reconnue presque toujours à ses conditions physiques ; cependant pour en bien préciser la nature, il est parfois nécessaire, et toujours prudent, de recourir à l'analyse chimique.

## II.

### Des causes des pierres de la vessie.

Une demande que les gens du monde m'ont faite bien souvent est celle-ci : Qu'est-ce qui donne la pierre? C'est là une question bien naturelle assurément; et, si les causes de la pierre étaient parfaitement connues, on pourrait, en les éloignant, éviter cette maladie, sinon toujours, du moins le plus souvent. Malheureusement, il en est de cette affection comme de tant d'autres; elle arrive fréquemment sans qu'on sache le pourquoi. Néanmoins, il est un bon nombre de cas où il est possible et même facile de saisir les conditions qui ont amené la pierre. Nous allons essayer de les indiquer.

Constatons d'abord un fait : c'est que les principes qui constituent la pierre, étant tous solubles dans une suffisante quantité d'eau, ne se précipitent qu'autant que les urines ne contiennent pas assez de partie aqueuse, et concluons qu'un premier moyen de prévenir la pierre, c'est de faire passer beaucoup d'eau par les voies urinaires, soit en buvant habituellement une grande quantité d'un liquide diurétique, telle que l'eau fraîche, la bière, le cidre, l'eau de Seltz, l'eau de chiendent, le vin très étendu d'eau; soit en prenant des bains prolongés dans de l'eau à une température douce ; soit enfin en faisant entrer dans le corps, par la voie du rectum et en abondance, de l'eau ordinaire, de l'eau de pariétaire, de l'eau de graine de lin, ou toute autre eau reconnue comme propre à provoquer les urines.

Un second fait facile à concevoir, c'est que la stase de l'urine dans les calices, les bassinets, les uretères ou la vessie doit favoriser le dépôt de ses élémens concrescibles, et dès lors venir en aide aux causes immédiates de l'affection calculeuse. Aussi existe-t-il de nombreux exemples de gravelle et même de pierre survenues pendant le repos absolu commandé par une fracture des membres inférieurs, ou sous l'influence prolongée d'une évacuation incomplète des urines. De là la nécessité de recommander un exercice quotidien à toute personne menacée d'affection calculeuse, d'entretenir avec soin le libre cours des urines, et de le rétablir promptement, quand il est interrompu, en même temps qu'on s'attache à étendre celles-ci, en faisant entrer beaucoup d'eau dans le sang.

L'urètre est-il obstrué par des rétrécissemens? il faut se hâter de les faire disparaître par des moyens appropriés. Le canal étant libre ou rendu libre, la sortie naturelle des urines se fait-elle mal? La vessie ne se vide-t-elle pas complétement à chaque excrétion? Il ne faut pas hésiter à recourir aux moyens artificiels pour la vider une ou plusieurs fois par jour, tout en s'occupant de lui rendre, s'il est possible, ses fonctions normales. Dans l'hypothèse où les urines seraient troubles, charieraient du sable, du mucus, du pus ou du muco-pus, il serait convenable de profiter de la présence de la sonde dans leur réservoir pour laver celui-ci à grande eau, en prenant pour cela de l'eau ordinaire, à une température voisine de celle du sang. Cette indication serait surtout importante dans le cas où l'on aurait reconnu que la vessie est à colonnes, qu'il existe dans ses parois des lacunes, des sinus, des loges.

Voilà les principales causes des pierres de la vessie considérées en général; viennent ensuite des causes particulières à chaque nature de pierre. Ainsi, une alimentation où l'oseille abonde est évidemment propre à faire arriver de l'oxalate de chaux dans l'urine, et, par conséquent, à faire précipiter ce sel dans les voies urinaires. Au contraire, un régime où les substances animales dominent, ou du moins se trouvent en grande quantité, dispose à la formation de concrétions d'acide urique, en portant dans l'économie, en proportion trop forte, l'élément principal de cette nature de pierre, l'azote.

Pour les phosphates, qui, comme l'acide urique, existent dans l'urine à l'état normal, ils tendent à se précipiter sitôt que celle-ci cesse d'être acide, et, comme l'inflammation de la membrane muqueuse des voies urinaires, surtout dans la vessie, a pour effet de provoquer une sécrétion plus ou moins copieuse de mucus et même de muco-pus, que ces produits, quand ils ne sont pas éliminés promptement, se décomposent et donnent lieu à un dégagement d'ammoniaque, toute inflammation catarrhale des voies urinaires, notamment de la vessie, peut, si elle se prolonge, devenir cause de la formation d'un calcul phosphatique. De là vient que tout corps solide, introduit dans la vessie et y séjournant un certain temps, s'y couvre d'une couche phosphatique, et devient noyau d'une pierre qui croît plus ou moins rapidement, selon le degré d'irritation produite.

Il serait difficile, sans s'exposer à l'erreur, d'assigner une cause spéciale aux calculs d'oxyde cystique, à part, peut-être, celle qui émane de l'hérédité. On remarque, en effet, que cette nature de pierre se montre assez souvent chez plusieurs membres d'une même famille.

Cette dernière observation s'étend aux calculs d'acide urique. Il est des familles qui y sont évidemment plus prédisposées que d'autres; et, chose remarquable, c'est que, dans une même ligne de parenté, la pierre ou la gravelle d'acide urique succède fréquemment à la goutte, et que celle-ci, à son tour, succède à l'affection calculeuse. De telle sorte qu'assez souvent un père calculeux a un fils goutteux, et qu'à la génération suivante, le médecin se trouve avoir affaire non plus à la goutte, mais bien à la gravelle ou à la pierre. Ce fait s'explique assez facilement par cet autre fait, non douteux pour moi, que la goutte, comme la gravelle ou la pierre dont il s'agit, reconnaît pour cause immédiate la surabondance de l'acide urique.

Quant aux calculs composés, ils sont dus évidemment à l'action successive des causes particulières à chaque nature de pierre. Ainsi, par exemple, un enfant mal nourri est atteint d'une pierre d'oxalate de chaux; on change son régime, on le met à une nourriture très animalisée : la pierre se couvre d'une couche plus ou moins épaisse d'acide urique. Voilà une première pierre composée. Plus tôt ou plus tard, elle provoque une inflammation catarrhale de la vessie, ou bien cette inflammation arrive par une autre cause, les urines deviennent ammoniacales, les phosphates se précipitent en quantité plus ou moins grande : le corps étranger, le mucus y aidant, se couvre bientôt d'une couche de sels phosphatiques.

De même un vieillard, sous l'influence de l'âge et d'un régime trop substantiel, est atteint d'une gravelle d'acide urique ; il consulte un médecin qui lui conseille un régime végétal ; il use de ce régime à l'excès, il y fait entrer l'oseille en grande quantité : un des graviers d'acide urique, descendu ou resté dans la vessie, se couvre d'une couche d'oxalate de chaux. Puis, sous l'influence de l'irritation que cette pierre à deux élémens produit dans la vessie, il se développe un catarrhe vésical : ce catarrhe a pour conséquence l'addition d'un troisième élément phosphatique, à l'extérieur de la pierre. Le catarrhe est combattu par des moyens appropriés, il disparaît ; les urines deviennent acides : comme naturellement l'acide urique surabonde dans un âge avancé, une quatrième couche, formée par cet acide, s'ajoute à la pierre. Celle-ci va croissant ainsi jusqu'à ce qu'elle soit extraite d'une manière quelconque, ou bien que la mort arrive, provoquée ou du moins accélérée par les désordres auxquels donne lieu le corps étranger.

# III.

## Des effets des pierres de la vessie.

Un premier effet de la présence d'une ou plusieurs pierres dans la vessie, c'est de provoquer dans le gland, vers l'entrée de l'urètre, une sensation particulière de chatouillement, de picotement ou même de douleur légère, sensation que l'on éprouve quelquefois pendant qu'on urine, et le plus souvent lorsqu'on achève d'uriner. D'autres fois, cette sensation est perçue à un degré plus ou moins fort pendant un exercice du corps, et alors elle est bientôt accompagnée du sentiment qui nous avertit du besoin d'uriner, ou même se confond avec lui, en augmente l'intensité.

C'est là un symptôme fréquent des pierres de la vessie ; mais il n'est pas constant, et, ce qu'il importe fort de noter, il est loin d'établir d'une manière positive la présence de la pierre dans cet organe ; une irritation quelconque de la membrane muqueuse de l'appareil urinaire, notamment près du col de la vessie, et surtout l'existence d'une pierre, d'un gravier ou même d'une certaine quantité de sable dans la partie supérieure des voies urinaires, dans les reins, les calices, les bassinets, les uretères, peuvent provoquer une sensation analogue, quoique en général moins prononcée.

Un second effet des pierres de la vessie, mais un effet moins fréquent que celui dont nous venons de parler, est la sortie par l'urètre, de temps à autre, d'une certaine quantité de sang mêlé aux urines, et donnant à celles-ci une couleur d'un brun noir plus ou moins foncé. Cet effet se remarque ordinairement à la suite d'un exercice plus ou moins violent, plus ou moins prolongé, à pied, à cheval, en voiture, et cesse de se montrer sitôt que le malade garde le repos pendant quelques heures. Cette double circonstance, de l'exercice qui le provoque et du repos qui le suspend, distingue le symptôme dont il s'agit des pertes de sang qui ont lieu par simple exhalation dans les voies urinaires, et de celles bien plus fréquentes, qui sont la conséquence d'un fungus ou d'une affection cancéreuse de ces organes. Ces dernières hématuries sont assez souvent excitées par l'exercice; mais elles se montrent aussi pendant le repos, et résistent bien plus longtemps à son influence.

Il est bien rare d'observer la réunion de ces deux symptômes, de l'hématurie, avec les conditions que nous venons de lui assigner, et de la sensation urétrale telle que nous l'avons indiquée plus haut, sans qu'il y ait un corps étranger dans la vessie ou les parties supérieures des voies urinaires, et fort heureusement c'est presque toujours dans la vessie qu'il se trouve.

Un troisième effet de la pierre, facile à concevoir et que l'on observe surtout quand celle-ci est encore petite et mobile, c'est que l'excrétion des urines s'arrête parfois brusquement, et se rétablit ensuite sous l'influence de quelques instans de repos ou d'un léger déplacement du corps. Cet effet, qui est

dû évidemment à ce que la pierre vient obstruer l'orifice intérieur de l'urètre et s'en éloigne ensuite, se remarque rarement
quand la pierre a acquis un certain volume, et surtout un certain poids, probablement parce que, dans ce cas, elle reste
appliquée sur le bas-fond de la vessie.

Un autre effet de la présence d'une pierre dans la vessie,
c'est l'irritation de la membrane muqueuse de cet organe, et,
par suite, une augmentation notable de la sécrétion confiée à
cette membrane, de telle sorte que les urines, louches ou même
fort troubles en sortant, laissent déposer, au fond du vase qui
les reçoit, une quantité plus ou moins grande de mucus, et
quelquefois de muco-pus.

On comprend quels peuvent être les inconvéniens de cette
irritation catarrhale de la vessie, et comment, en augmentant
d'intensité et s'étendant le long des uretères jusqu'aux reins,
elle peut donner lieu à la fièvre et à de graves désordres dans
différentes fonctions de l'économie.

Un effet des pierres de la vessie, effet qui se manifeste surtout quand la pierre a déjà produit une irritation plus ou moins
forte de la membrane muqueuse de cet organe, c'est la fréquence du besoin d'uriner. Elle peut être portée, cette fréquence, au point d'obliger le malade à uriner toutes les demi-
heures, tous les quarts d'heure, toutes les cinq minutes, et
même, pour ainsi dire, d'une manière continue. Il y a, dans
ce cas, une véritable incontinence d'urine. Celle-ci a lieu ordinairement avec de violens et douloureux efforts d'excrétion,

lesquels sont très souvent accompagnés d'évacuations alvines involontaires.

J'ai observé une fois une incontinence d'urine provoquée par la pierre et parfaitement indolente. C'était chez un vieillard de 77 ans, qui, sous l'influence de cette perte continuelle de l'urine, se trouvait atteint d'une affection cutanée de la partie supérieure et interne des cuisses, et avait, en conséquence, réclamé les soins de mon honorable confrère, M. le docteur Alphée Cazenave. Cet habile praticien eut bientôt reconnu que la cause de l'affection cutanée était dans la vessie, et voulut bien m'adjoindre à lui pour y remédier. Je reconnus, à mon tour, par l'exploration de la vessie, que l'incontinence d'urine, quoique sans douleur aucune, était causée par la présence d'une énorme pierre dans cet organe. Nous procédâmes à la taille hypogastrique ; je retirai une pierre pesant sept onces trois gros (223 grammes). Elle remplissait à elle seule la vessie, et ne laissait pas de place pour l'urine, qui, par suite, s'échappait par l'urètre, au fur et à mesure qu'elle arrivait par les uretères.

Ces différens effets de la pierre, qui constituent les symptômes de l'affection connue sous ce nom, se montrent rarement dans leur ensemble ; mais, le plus souvent, on en observe plusieurs à la fois ; et, dans tous les cas, l'apparition de l'un d'eux, ou même le simple soupçon de son existence, doit réveiller l'attention du praticien, et lui faire se demander s'il n'y a pas lieu de procéder immédiatement à l'exploration de la vessie.

# IV.

**De l'exploration de la vessie,**
**dans le but de s'assurer s'il y existe une pierre, et s'il y a lieu**
**de procéder à la lithotritie.**

Sitôt qu'un ou plusieurs symptômes font soupçonner l'existence d'une pierre dans la vessie, il faut se hâter de procéder à l'examen de cet organe, quand surtout il résulte des renseignemens fournis par le malade qu'il est fils ou petit-fils d'un calculeux ou d'un goutteux, qu'il a fait longtemps du sable avec les urines, qu'il a rendu un ou plusieurs graviers, qu'il a eu des douleurs dans la région des reins et sur le trajet des uretères.

Pour cet examen, je prends une sonde métallique de moyen diamètre et à bec très court, et, après avoir eu le soin de faire coucher le malade de manière que son bassin, soutenu par un carreau ou mieux par une couverture disposée en rouleau, soit de dix à quinze centimètres plus élevé que les épaules, j'introduis l'instrument dans la vessie, autant que possible dans un moment où elle contient une certaine quantité d'urine. Le plus souvent, en pareil cas, dans la position et les conditions que je viens d'indiquer, le corps étranger se portant, en vertu de son poids, vers le point le plus déclive, se trouve dans la direction de l'urètre, et il est touché dès l'entrée de l'instrument dans le réservoir. Quelquefois, ce n'est qu'après quelques recherches, et à l'aide de mouvemens latéraux de la sonde, qu'on parvient à le sentir. D'autres fois, si surtout il est peu volumineux, on ne constate sa présence qu'en tournant le bec de l'instrument en bas, vers le sacrum, et en le remuant doucement derrière la prostate, pendant qu'on laisse écouler l'urine. Il est des cas où la vessie étant à colonnes et présentant des sinus plus ou moins profonds, on est obligé, sous peine de laisser échapper le corps étranger, de multiplier les recherches avec le plus grand soin, et de passer, pour ainsi dire, en revue chacun des points des parois tant supérieure qu'inférieure et latérales.

Une fois la présence du corps étranger reconnue, il y a des circonstances dans lesquelles on peut promptement constater qu'il n'est pas seul, qu'il est accompagné d'autres corps étrangers, et même étudier sa forme, son volume, sa densité. Mais il est presque toujours prudent d'ajourner ce complément d'exploration pour ne pas s'exposer à des accidens, comme par exemple, une réaction fébrile, dont le moindre inconvénient ici serait d'inspirer au malade des craintes pour les opérations qu'il aura à subir, et de retarder plus ou moins un traitement toujours nécessaire, souvent facile, et d'un résultat, en général, d'autant plus favorable, qu'il est plutôt entrepris.

Quelle que soit, du reste, l'époque à laquelle on cherche à reconnaître le nombre, la forme, le volume et la dureté des pierres, c'est encore en les touchant avec la sonde, et en portant celle-ci sur différens points, en la tournant en divers sens, et toujours avec beaucoup de ménagemens, qu'on parvient à obtenir les renseignemens désirés.

Quant à la nature de la pierre, on ne peut la déterminer rigoureusement par l'examen dont nous parlons ; mais en réunissant les données qu'il fournit à celles que l'on a d'ailleurs sur les antécédens du malade, sur les sables et les graviers qu'il peut avoir rendus, sur les conditions habituelles des urines, notamment sur leur nature acide ou alcaline, sur la présence en elles ou l'absence d'une plus ou moins grande quantité de mucus, de pus ou de sang, on arrive à de très grandes probabilités sur le fait en question, et presque toujours on reconnaît bien l'élément qui domine dans le corps à détruire, ou au moins dans ses couches externes.

C'est ainsi qu'un malade qui a rendu longtemps ou souvent du sable d'acide urique et surtout des graviers de même nature, et dont les urines sont restées toujours claires et acides, ne peut guère avoir qu'une pierre d'acide urique, à moins qu'il ne soit extrêmement jeune ou qu'il n'ait fait un usage immodéré et prolongé d'oseille pour aliment, auquel cas, on pourrait bien avoir affaire à un calcul qui serait composé, en plus ou moins grande quantité, d'oxalate de chaux. C'est encore ainsi qu'un malade qui rend depuis longtemps des urines catarrhales, surtout si celles-ci sont fétides ou alcalines, offrira une pierre dont les couches extérieures, au moins, seront composées de phosphates ; tandis qu'un enfant de la classe pauvre, un enfant mal nourri, mangeant habituellement très peu de viande, et dont les urines se sont maintenues toujours claires, aura presque certainement un calcul d'oxalate de chaux.

Les conditions de la pierre ne sont pas les seules qu'il soit essentiel de connaître pour prendre une résolution relativement à la lithotritie. Il importe fort de s'assurer, autant que possible, si la membrane muqueuse de la vessie est saine, si sa couche musculeuse est ou non contractile, si elle est hypertrophiée, si elle présente des colonnes charnues, si les parois de l'organe sont épaissies, si elles sont plus ou moins souples, plus ou moins élastiques, plus ou moins irritables, et tous ces renseignemens se prennent avec la sonde, aidée ou non de quelques injections méthodiques d'eau tiède.

Faut-il ajouter que la connaissance de l'état de l'urètre, d'ailleurs facile à obtenir au moyen d'instrumens appropriés, est un complément nécessaire de l'instruction à faire, et que les données propres à éclairer sur l'état des reins, des uretères et de la prostate doivent être recueillies avec le plus grand soin.

Enfin, l'état de l'économie en général et celui des organes digestifs en particulier, ainsi que le degré de sensibilité du sujet, doivent être pris en grande considération quand il s'agit de prendre un parti à l'endroit de la lithotritie.

Je dirai plus tard quelles sont les contre-indications de la lithotritie ; je suppose, pour le moment, que l'étude des conditions de la pierre, des voies urinaires et de l'économie en général a fait juger que la lithotritie est praticable, qu'elle doit être pratiquée, et qu'il ne s'agit plus que de procéder à cette opération.

## V.

**De la préparation du malade à la lithotritie.**

Bien des fois, j'ai procédé à la destruction de la pierre, sitôt après l'avoir reconnue, et j'ai eu le bonheur d'annoncer à un bon nombre de calculeux leur guérison en même temps que la nature de leur maladie. Mais il est toujours prudent de ne pas trop se hâter. A moins de circonstances extraordinaires , à moins d'une grande urgence imposée par les souffrances du malade ou par ses affaires, et cela encore dans l'hypothèse d'un très petit calcul, il convient d'attendre, pour pratiquer la lithotritie, que l'on ait acquis la certitude que l'exploration ne donnera lieu à aucune réaction, ou que cette réaction, si elle s'est produite, a complétement cessé, que la santé générale et les conditions locales de la vessie et de l'urètre sont ce qu'elles étaient avant tout examen. Il suffit, ordinairement, d'un ou deux jours pour cela. Ce temps peut et doit être utilisé pour faire la médecine morale, pour remon-ter le courage du malade, souvent fort ébranlé par l'idée d'une maladie que les gens du monde considèrent encore aujourd-d'hui comme l'une des plus terribles de celles auxquelles l'espèce humaine est exposée.

Un peu plus tôt, un peu plus tard, quand il s'agit d'operer le broiement de la pierre, je commence par placer le malade dans la position que j'ai indiquée comme la meilleure pour constater la présence de ce corps.

Autrefois, j'injectais de l'eau tiède dans la vessie pour en écarter les parois et rendre la manœuvre du brise-pierre moins irritante pour elles. Depuis longtemps, je me dispense presque toujours de ce soin préliminaire ; j'introduis tout d'abord le brise-pierre dans la vessie; mais j'ai la précaution de faire prendre un grand bain tiède, une heure et demie ou deux heures avant la séance, de manière à ce que le malade soit sorti de l'eau, bien essuyé, couché et déjà réchauffé, lorsque je me présente pour l'opérer.

Sous l'influence de ce bain, surtout s'il a été prolongé et secondé par l'administration de quelques verres d'une tisane légèrement diurétique, l'urine est secrétée en abondance ; et, pour peu que le malade soit distrait par la conversation ou de quelque autre manière, le liquide s'amasse dans la vessie en quantité suffisante pour que les instrumens puissent y être introduits sans la blesser. J'ai été amené à cette façon d'agir par un fait observé dans les premières années de ma pratique, alors que, comme beaucoup de chirurgiens encore aujourd'hui, je faisais prendre habituellement un grand bain à la suite de chaque séance de lithotritie. J'ai vu nombre de calculeux être saisis par le frisson immédiatement après leur sortie du bain, et j'ai cru remarquer que des malades qui, pour une raison quelconque, ne prenaient pas de bain, avaient généralement la fièvre plus tard, l'avaient plus faible, ou même ne l'avaient pas du tout. J'ai dû penser que la réfrigération qui accompagne toujours la sortie de l'eau, favorisait la disposition au frisson que tend à produire toute instrumentation dans les voies urinaires; j'ai cherché à me soustraire à cette influence du bain, en le faisant donner avant l'opération.

Dans le bain pris ainsi, je trouve plusieurs avantages physiques, sans compter l'avantage moral de faire un peu diversion à des préoccupations bien naturelles, savoir : de porter plus ou moins de calme dans le corps, et de faire arriver dans le réservoir une urine abondante et peu irritante, qui le rend apte à recevoir les instrumens sans injection préalable, et qu'il tolère bien mieux, et en quantité plus grande, que l'eau introduite par l'urètre, quelles que soient d'ailleurs les précautions prises pour son introduction.

Il m'est arrivé plusieurs fois d'opérer avec assez de facilité des malades qui avaient une pierre volumineuse dans une vessie plus ou moins irritée, en m'attachant à faire descendre dans celle-ci par les uretères, au moyen des boissons, des bains, des lavemens, l'eau nécessaire à la manœuvre, et en y favorisant sa conservation à l'aide de divers moyens de distraction momentanée; tandis que l'injection la plus faible, la plus douce, à peine faite, était rejetée, et que l'opération se montrait impossible de cette manière.

Que le liquide vienne naturellement dans la vessie, ou qu'il y soit injecté par l'urètre, sa quantité, pour rendre la lithotritie tout à la fois innocente et facile, doit être en rapport avec la grosseur du corps à détruire. Plus celui-ci est volumineux, plus il faut ouvrir l'instrument pour le saisir, plus les parois de la vessie doivent être écartées et protégées. D'un autre côté, moins il y a d'eau dans la vessie, et plus il est facile d'y rencontrer les corps de petite dimension. Dans cette circonstance, comme dans bien d'autres en médecine, il faut avoir assez de tact pour rester dans de justes limites, et ce tact, c'est la nature qui le donne, c'est l'expérience qui l'éclaire et le perfectionne.

Un soin qui doit précéder le bain et qu'il faut bien se garder de négliger, c'est d'user des moyens ordinaires pour vider le gros intestin, et empêcher les matières qui pourraient s'y être accumulées de venir refouler la paroi postérieure de la vessie. On comprend facilement de quelle importance il est que la vessie conserve sa forme concave du côté du rectum, afin que la pierre ne soit pas repoussée du bas-fond de la vessie, son siége ordinaire ; car c'est là que le brise-pierre arrive de prime-abord, et qu'il saisit le mieux le corps à détruire. Si celui-ci est rejeté sur l'un ou l'autre côté, il faudra, pour le prendre, tourner l'instrument sur son axe ; la manœuvre du broiement sera nécessairement moins simple et plus laborieuse.

Je ne parle point des moyens à employer pour mettre le malade dans les conditions de santé les plus favorables à l'opération que l'on veut pratiquer. Il est évident que, si les voies digestives sont embarrassées, il conviendra de chercher à les dégager, à l'aide d'agens appropriés ; que, s'il y a de la pléthore, une saignée avec la lancette ou par les sangsues sera indiquée ; que, si le système nerveux se montre très irrité ou très irritable, il sera bien de recourir à des moyens calmans, notamment aux grands bains ; qu'il devra en être de même des irritations locales, de celles de la vessie en particulier; qu'il faudra commencer par les combattre. Toutefois, il ne faudrait pas se croire dans l'obligation absolue d'attendre leur cessation pour entreprendre la lithotritie. Il arrive assez souvent, en effet, qu'une irritation rebelle de vessie, surtout si elle est catarrhale, tombe sous l'influence des premières séances de broiement et sous celle des soins dont on les accompagne.

Les précautions que j'indique ici sont importantes, surtout près des malades qui ont rompu leurs habitudes et parcouru un long trajet pour se rendre près du chirurgien. J'ai pu quelquefois les négliger en partie, sans inconvénient bien appréciable, quand j'ai été opérer en province ou en pays étranger. Il y a, sans compter la fatigue du voyage, une grande différence entre traiter un malade dans ses foyers, au milieu de sa famille, de ses amis, et le traiter loin des siens, dans un hôtel garni ou dans une maison de santé. Je n'ai eu le malheur de perdre qu'un seul des calculeux que j'ai été soigner à une grande distance de Paris ; c'est un ancien député, près duquel j'avais été appelé à Lyon, et que j'y avais trouvé dans une position déplorable. La pierre, chez ce malade, était compliquée de plusieurs autres affections très graves, notamment d'un œdème de tout le corps, développé sous l'influence d'une albuminurie très intense et déjà fort ancienne.

La saison ne m'a jamais retenu dans mes opérations ; je dois même dire que je n'ai pas remarqué d'effet bien notable de cette circonstance sur les résultats de la lithotritie. Dans l'état actuel de la civilisation et dans les conditions d'hygiène où l'on peut en général placer les malades aujourd'hui, la lithotritie est praticable à toutes les époques de l'année.

Quant aux heures du jour auxquelles il convient d'opérer, je donne, pour ma part, la préférence à celles du matin. J'y trouve l'avantage d'avoir affaire à des malades qui ont obtenu le bénéfice du repos de la nuit, de pouvoir les observer pendant la journée, et de combattre les premiers accidens aussitôt qu'ils se présentent.

# VI.


## De l'instrument à employer pour la lithotritie.

On a employé, on peut employer et j'ai moi-même employé divers instrumens pour opérer la division de la pierre dans la vessie, entre autres la pince à trois branches dont MM. Civiale et Leroy-d'Étiolles se sont disputé la priorité d'invention, le brise-pierre de M. Jacobson et le brise-pierre à percussion de M. Heurteloup. Mais l'instrument auquel je donne la préférence, celui dont je me sers exclusivement depuis plus de vingt ans, est le brise-pierre *à pression et à percussion* que j'ai présenté à l'Académie de médecine en juin 1833, et pour lequel l'Académie des sciences m'a décerné une récompense en décembre 1834.

Composé de deux tiges d'acier et d'un écrou également d'acier, cet instrument est d'une extrême simplicité. Des deux tiges, l'une, armée d'un pas de vis à sa partie la plus externe, est creusée en gouttière et reçoit l'autre dans son intérieur, tout en restant embrassée par un anneau qui tient à celle-ci. Elles sont toutes les deux recourbées à leur extrémité vésicale, de telle sorte que, réunies et glissant l'une sur l'autre, elles constituent dans leur ensemble, comme l'instrument de M. Heurteloup, tantôt une sorte de sonde courbe, et tantôt une pince dont les branches s'écartent plus ou moins, à la volonté de l'opérateur. L'écrou sert à les rapprocher avec force, en prenant un point d'appui sur l'une, au moyen du pas de vis, et poussant sur l'autre, à l'aide de l'anneau qu'elle porte. Un petit étau à main et un petit marteau en fer complètent l'appareil ; ils sont destinés, l'un à soutenir la tige femelle, l'autre à frapper sur la tige mâle.

Sans entrer dans plus de détails sur cet instrument, dont je joins ici le dessin, je me bornerai à reproduire le rapport qui a été fait à son sujet par la commission de l'Institut chargée de l'examiner (1).

« M. le docteur Ségalas, dit le rapport, a
» soumis à l'examen de la commission un
» nouvel instrument de lithotritie qu'il nomme
» brise-pierre à *pression* et à *percussion*. Cet
» instrument a pour but d'opérer la division
» des calculs de diverses manières, savoir :
» par *pression*, comme le brise-pierre de
» M. Jacobson ; par *percussion*, comme le
» brise-pierre de M. Heurteloup ; et enfin par
» *pression* et par *percussion successives et pres-*
» *que instantanées.*

» Avant cet instrument, il en existait d'au-

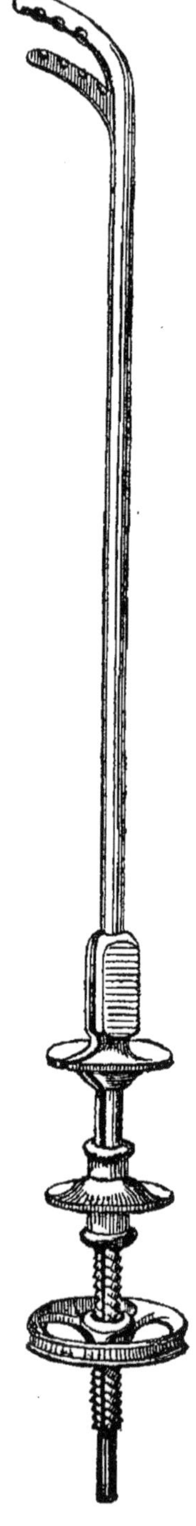

---

(1) Cette commission était composée de MM. de Blainville, Double, Dulong, Duméril, Dupuytren, Larrey, Magendie, Roux et Serres.

» tres où l'on avait cherché à associer la pression et la
» percussion ; mais ils étaient compliqués. Ils nécessitaient
» un changement de disposition des pièces, et, par suite, une
» perte de temps, pour passer de la pression à la percussion,
» et de la percussion à la pression.

» Le brise-pierre de M. Ségalas est très simple, et se dis-
» tingue particulièrement de ceux qui l'ont précédé en ce que
» la pression et la percussion peuvent se succéder d'une ma-
» nière presque instantanée, ainsi que l'a montré l'auteur en
» le faisant manœuvrer devant la commission.

» En outre, cet instrument est d'un volume peu considé-
» rable et facile à manier. Pour la pression, il se suffit, et, pour
» la percussion, il n'exige qu'un marteau et un petit étau à
» main. Sans autre appareil, il a brisé des pierres très dures
» et volumineuses, notamment une d'oxalate de chaux de 27
» lignes de diamètre, chez un malade qui a été présenté à la
» commission le lendemain de la dernière séance de broie-
» ment.

» L'application de ce brise-pierre a été faite avec succès, par
» l'auteur, sur vingt-quatre malades, dont dix avaient plus de
» 66 ans, douze plus de 70 ans, et deux étaient octogénaires.
» Ces opérations ont été pratiquées avec l'aide et sous les yeux
» d'un grand nombre de médecins nationaux et étrangers.

» La commission propose d'accorder à M. le docteur Ségalas
» une récompense de deux mille francs. »

Destiné, à son origine, dans ma pensée et dans celle de la
commission de l'Institut, à rendre la lithotritie plus simple,

plus facile, plus prompte et plus sûre, cet instrument m'a toujours suffi pour tous les cas de broiement de pierre que j'ai eu l'occasion de rencontrer depuis sa construction. Je lui suis donc resté fidèle, et c'est à peine si je lui ai fait subir une légère modification dans son écrou, qui présentait la forme d'un volant, et auquel j'ai donné celle d'une rondelle, forme plus agréable à l'œil et bien plus commode pour la manœuvre.

Le brise-pierre à pression et à percussion ainsi modifié, est, pour moi, un instrument préférable non seulement aux instrumens qui l'ont précédé, mais encore à tous ceux qui ont été proposés après lui, et en particulier au brise-pierre à crémaillère de M. Charrière, le meilleur, sans contredit, et le plus employé, si je ne me trompe, de tous ces derniers instrumens. L'écrou qui me sert pour la pression n'ajoute presque pas au poids des deux pièces qui constituent la pince ; il peut rester en place sans gêner en rien leurs différens mouvemens, et on a la faculté de le mettre en action sitôt que l'on remarque que la résistance du corps étranger est trop forte pour céder facilement au rapprochement des branches par la main.

Il est superflu de dire que j'ai des modèles de différentes dimensions, dans le but de pouvoir, près de chaque malade, en choisir un qui soit en rapport avec la largeur de l'urètre et la grosseur du corps étranger. Mais je dois faire remarquer que, abstraction faite des variations de longueur et d'inclinaison, l'extrémité vésicale de l'instrument offre des dispositions très diverses : tantôt les deux mors de la pince sont plats ; tantôt le mors de la branche mâle seul est plat, l'autre est creusé en cuillère ; tantôt l'un et l'autre sont armées de dents plus ou moins fortes, plus ou moins aiguës, plus ou moins espacées ; tantôt l'une des branches, la branche mâle, présente des dents puissantes, tandis que le mors de la branche femelle, plus ou moins largement fenêtré à sa partie moyenne, a deux rebords saillans et à peine dentés, venant, pour ainsi dire, faire ciseaux avec le mors de la branche mâle, lors de leur rapprochement.

On conçoit l'intérêt que l'opérateur peut avoir à donner la préférence à telle ou telle de ces dispositions, selon la nature et le volume du corps à détruire, selon son degré de résistance, et aussi suivant le plus ou moins d'irritabilité et d'extensibilité de la vessie.

# VII.



**De la manière de procéder à la lithotritie, et des soins propres
à la conduire à bonne fin.**

Quand le malade est placé sur son lit, dans la position
appropriée à la lithotritie, position que j'ai dit être la même
que celle qui a été indiquée pour l'exploration de la vessie;
que d'ailleurs celle-ci, eu égard à son irritabilité et au volume
du corps étranger, paraît contenir la quantité de liquide convenable, je prends le brise-pierre à pression et à percussion,
et je l'introduis dans l'organe affecté, de la même manière que
la sonde qui m'a servi à l'exploration, en me plaçant au côté
droit du malade, et apportant à la manœuvre autant de dou-
ceur et de ménagement que possible.

Assez souvent la pierre se fait sentir dès l'entrée de l'instrument dans la vessie; mais que cette donnée m'ait été fournie
ou non, j'ouvre celui-ci immédiatement, sans me livrer à des
recherches qui, généralement, sont inutiles, et peuvent, dans
tous les cas, irriter plus ou moins la vessie. Neuf fois sur dix,
le mouvement opposé, le rapprochement des mors de la pince,
suffit pour saisir la pierre. Je procède ensuite à sa division de
différentes façons. La pierre offre-t-elle peu de résistance? la
simple pression manuelle produit ce résultat. La résistance
est-elle plus grande? je tourne l'écrou, en forme de rondelle,

qui fait avancer la tige mâle du brise-pierre sur la tige femelle, et souvent la résistance se trouve vaincue par ce mode d'action.

Dans le cas de non réussite, je me garde bien d'insister sur la pression ; augmentée, elle pourrait avoir pour effet de forcer l'instrument, et de me mettre dans une position des plus graves, des plus difficiles. C'est ce qui est arrivé à un habile praticien de Chartres, que la science a perdu depuis, le docteur Maunoury. J'avais brisé sous ses yeux, dans cette ville, il y a une vingtaine d'années, par la simple pression, une pierre très friable dont était atteint un vieux colonel de gendarmerie. A peu de temps de là, un malade, affecté d'un calcul d'oxalate de chaux, s'étant présenté à l'hôpital, notre honorable et très regrettable confrère fit venir de Paris un brise-pierre à pression et à percussion ; il le porta dans la vessie, saisit la pierre, la pressa d'abord médiocrement ; puis, voyant qu'elle ne cédait pas, il fit usage d'une pression croissante ; ensuite, s'apercevant que la résistance était très grande, il voulut lâcher la pierre et retirer l'instrument de la vessie ; mais ce fut vainement ; il échoua dans l'une et l'autre tentatives : l'instrument était forcé, et la pierre, très fortement tenue entre les deux mors, ne put en être détachée. Qu'on juge de la douleur, de l'embarras, de la perplexité du chirurgien ?

Après avoir pris conseil de ses collègues, il fit, le lendemain, couper avec la lime la partie extérieure du brise-pierre, et retira l'autre partie par l'hypogastre, en pratiquant la taille sus-pubienne. Le résultat ne se fit pas attendre : ce fut, on le devine, la mort du malheureux patient.

Ce fait a été communiqué à l'Académie de médecine par Maunoury lui-même, avec autant d'empressement que de loyauté. Il est très important à connaître, et bien propre à faire tenir en éveil pour en éviter la reproduction. C'est, du reste, là une chose très facile. Il suffit, pour prévenir un pareil accident, d'agir par la percussion, associée à une pression modérée, au lieu d'agir seulement par la pression, rendue plus énergique. En opérant de la sorte, on peut bien ne pas briser la pierre; mais on est sûr de ne jamais forcer l'instrument.

Quand je suis obligé de recourir ainsi au marteau, j'en frappe une série de petits coups sur la tige mâle, en ayant le soin d'assujettir la tige femelle, dans une situation à peu près fixe, au moyen de l'étau à main, tenu d'un côté par un aide, et de l'autre par moi-même. Il est excessivement rare que la pierre ne cède pas à cette manière de l'attaquer, par la pression et la percussion combinées. Mais il est prudent, si elle paraît devoir opposer une grande résistance, de ne pas prolonger la séance; on amènerait très probablement une réaction plus ou moins forte; tandis que, si l'on s'arrête, après un certain nombre de coups de marteau, avant de trop fatiguer le malade, on peut le plus souvent recommencer l'opération quelques jours après, avec plus de chances de succès.

Que la division ait eu lieu ou que la pierre ait résisté, je retire le brise-pierre de la même manière, comme une sonde métallique ordinaire, en portant le pavillon vers l'abdomen par la main droite, et appuyant légèrement de la main gauche

en sens opposé sur le corps de l'instrument, afin de favoriser le déplacement de son bec, retenu parfois derrière le
pubis.

Il y a une précaution à prendre avant cette manœuvre, c'est
celle de fermer le brise-pierre complétement. Une autre précaution importante, dans le cas où la division de la pierre a
été faite, ou même seulement commencée, c'est, le brise-pierre
ayant été fermé, avec ou sans le secours du marteau, d'en donner
deux ou trois coups bien secs, pour faire tomber les parcelles
de pierre qui pourraient faire saillie à travers les interstices
des mâchoires. Sans cette précaution, on s'exposerait à déchirer le canal en sortant, et l'on aurait à redouter toutes les conséquences possibles de cette lésion, notamment un écoulement
immédiat d'une quantité plus ou moins grande de sang.

Est-il nécessaire de dire que, pour se débarrasser de la
pierre, dans le cas où, n'ayant pas cédé à la percussion associée à une pression modérée, elle serait encore entre les mors
de l'instrument, il faut écarter ceux-ci et frapper quelques
coups de marteau sur la tige mâle?

L'instrument retiré, le rouleau qui a servi à soulever le bassin l'est également; le malade dès lors se trouve couché dans
la position ordinaire. Comme pendant l'opération, son corps
est resté plus ou moins sous l'action directe de l'air, je m'em-
presse de le faire couvrir, et je lui laisse quelques minutes de
repos.

Il peut arriver qu'il urine sitôt après le retrait du brise-
pierre. Alors, je me borne à lui faire boire une tasse d'une

infusion légère de fleurs de tilleul, ou d'eau sucrée chaude, avec addition d'un peu d'eau de fleurs d'oranger.

Après quelque temps d'observation, si le besoin d'uriner ne se fait pas sentir, j'engage le malade à essayer de vider la vessie ; et, dans l'hypothèse où l'urine ne sort pas, de même que dans le cas où la manière dont elle a coulé laisse penser qu'une partie du liquide est restée dans le réservoir, j'introduis une sonde de gomme élastique ; je fais évacuer toute l'urine ; puis, je profite de la présence de l'instrument dans la vessie pour y pousser une ou plusieurs injections, et faire sortir par elles, et avec elles, une partie des détritus produits.

Il y a des vessies qui supportent à peine une injection de 30 à 40 grammes d'eau ; d'autres, au contraire, peuvent en recevoir tout d'un coup une quantité beaucoup plus grande, et permettent de répéter l'injection deux fois, trois fois, et même plus. Il est bien d'être réservé dans ces injections, de les faire avec de l'eau tiède et une certaine lenteur ; faites rapidement, ou avec de l'eau chaude ou de l'eau froide, elles pourraient irriter, et contribuer à provoquer ou même provoquer une inflammation de vessie et une série d'accidens plus ou moins graves.

Ces injections, je les pratique tantôt le malade étant à genou sur le bord de son lit et soutenu par un aide, et tantôt après l'avoir fait lever, pendant qu'il est debout et appuyé sur un meuble. Dans tous les cas, j'exige de lui qu'il se recouche immédiatement après, qu'il se tienne chaudement, qu'il prenne, toutes les heures au moins, une forte tasse d'une boisson délayante, et qu'il s'abstienne de tŏute alimentation. Quelquefois, dans le cas de faiblesse évidente, acquise ou constitutionnelle, je permets un peu d'eau de poulet ou de bouillon coupé.

Ces précautions prises, je me retire, non sans prévenir la famille du malade ou les personnes qui l'entourent, qu'il est possible que, dans deux, trois ou quatre heures, un peu plus tôt, un peu plus tard, il survienne un accès de fièvre, avec les trois stades de frisson, de chaleur et de transpiration; que, dans ce cas, il faut s'empresser d'opposer au frisson une ou deux tasses d'une infusion chaude, à la chaleur, la même boisson, à une température douce, ou bien toute autre boisson calmante, telle qu'une tisane mucilagineuse ou émulsive, donnée en grande quantité; et que la transpiration établie, il importe de l'entretenir en continuant à faire boire abondamment. Pour quelques malades très susceptibles, j'indique un autre soin bien simple, c'est d'appliquer sur l'hypogastre un large cataplasme de farine de graine de lin, sitôt après l'opération, ou au moins dès les premiers indices du frisson.

Le plus ordinairement, quand le malade est dans de bonnes conditions, et que la séance n'a pas été trop longue ni trop laborieuse, la réaction dont il s'agit n'a pas lieu; l'on retrouve les choses à une seconde visite, quelques heures après, dans l'état où on les a laissées. Le devoir du médecin se borne alors à prescrire la continuation du repos, à permettre une alimentation légère, et à conseiller pour le lendemain matin quelques soins d'hygiène.

Dans l'hypothèse d'une réaction fébrile, les boissons déjà

indiquées, le repos et la diète sont les seuls moyens dont j'use généralement. Il m'est arrivé quelquefois d'être amené, par l'intensité de la fièvre, à recourir à une émission sanguine ; mais c'est là une pratique exceptionnelle pour moi. Il en est de même de l'emploi du sulfate de quinine. Je ne me sers de ce médicament qu'après deux ou trois accès de fièvre bien caractérisés. J'ai eu peu l'occasion de l'administrer.

S'il n'y a pas eu de réaction dans les premières vingt-quatre heures, rarement il y en a plus tard ; cependant j'ai vu cela quelquefois, et, je dois le dire, la fièvre qui se manifeste ainsi tardivement s'est montrée, le plus souvent, plus rebelle. Il semble qu'elle se lie, dans ce cas, à une lésion plus profonde dans l'appareil urinaire, à celle des reins, par exemple. Elle demande une grande attention, et presque toujours l'emploi immédiat des moyens antiphlogistiques les plus énergiques, notamment de la saignée. Les malades que j'ai eu le malheur de perdre à la suite de la lithotritie ont, à peu près tous, succombé à une inflammation rénale annoncée de cette manière.

Quand on arrive au lendemain d'un jour d'opération sans réaction notable, on a donc lieu de penser qu'il n'y en aura pas, et l'on pourrait, à la rigueur, procéder à une nouvelle séance de lithotritie dès le jour suivant. C'est ce que j'ai fait bien des fois sans conséquences fâcheuses, quand j'ai opéré loin de Paris, pressé que j'étais d'y rentrer ; mais quand on a du temps à soi, il est bien de mettre entre la première séance et celle qui suit un intervalle de trois ou quatre jours au moins.

Si, après une première séance sans réaction, il est prudent

d'attendre plusieurs jours avant d'entreprendre une seconde séance, à plus forte raison, convient-il de ne pas se presser dans le cas de réaction vive, ou même de réaction légère, avec mouvement fébrile. Dans cette hypothèse, il faut au moins une huitaine de jours pour ramener le malade à des conditions suffisamment bonnes pour tenter une nouvelle séance.

Dans tous les cas, on procède à la seconde séance de la même manière qu'à la première, avec les mêmes précautions, la même réserve, et l'on prend ensuite des soins identiques à ceux déjà pris.

Toutefois, il est établi pour moi, par des faits nombreux, que la réaction est bien moins à craindre après la seconde séance qu'après la première, et que lorsqu'elle a lieu, elle est en général plus faible. On arrive même avec le temps, quand le volume ou le nombre des pierres nécessite une longue série de séances, à en faire qui soient dix fois plus fructueuses et plus laborieuses que la première, sans pour cela provoquer plus de réaction. La tolérance s'établit peu à peu, et, quand les deux premières séances ont eu lieu sans accident, on peut presque compter qu'il n'y en aura pas à la suite des autres.

Ainsi, plus on avance dans le traitement, et plus les séances peuvent être prolongées et rapprochées. Au commencement, moins on agit, pour ainsi dire, et mieux on fait ; vers la fin, plus on fait, dans les limites de la prudence commandée par les séances précédentes, et plus on accélère la guérison.

Quelquefois, dès la première application des instrumens, le plus souvent, après un nombre plus ou moins grand de séances opératoires, prolongées généralement de plus en plus et espacées de moins en moins, on arrive à un moment où l'on ne trouve plus rien ou presque rien dans la vessie. Dans le premier cas, l'exploration, faite avec tout le soin possible, donnant un résultat négatif, on peut considérer l'opération comme terminée, et déclarer au malade qu'il est débarrassé de sa pierre ; dans le second cas, il sera convenable, si surtout il y a eu écoulement de sang, de faire, à un ou plusieurs jours de là, une nouvelle introduction de la sonde métallique, ou mieux du brise-pierre sans dents, pour s'assurer que la vessie ne contient plus la moindre parcelle de corps étranger. Je fais toujours cette dernière exploration dans deux conditions différentes, la vessie pleine, et la vessie vide, apportant dans ce dernier cas une extrême attention à éviter de blesser l'organe.

# VIII.

**De la conduite à tenir après la destruction de la pierre par la lithotritie.**

En admettant qu'il n'y ait plus vestige de pierre, ni dans la vessie, ni dans l'urètre, le rôle de l'homme de l'art n'est pas fini. Il faut d'abord, si le malade est affaibli, le placer dans les conditions les meilleures pour lui faire reprendre ses forces, et ensuite s'occuper des précautions à l'aide desquelles on peut éviter la récidive. Or, ces précautions varient suivant la nature de la pierre, suivant l'état actuel de la vessie, suivant que l'émission de l'urine se fait bien ou mal.

Dans l'hypothèse où la vessie est saine, l'émission de l'urine facile et la pierre composée d'acide urique, la seule précaution à prendre, afin d'en éviter le retour, consiste à combattre la disposition à la gravelle d'acide urique, en suivant un régime où l'alimentation végétale domine sur la nourriture animale, en prenant abondamment dans les repas, ou même dans leurs intervalles, et surtout le matin, à jeun, des boissons légèrement diurétiques, telles que l'eau commune à une température basse, l'eau acidulée avec de l'acide carbonique, l'eau de Seltz, l'eau de St-Galmier, la bière faible, le cidre étendu d'eau, ou encore l'eau de graines de lin préparée à froid, l'eau de chiendent sucrée avec du bois de réglisse, la tisane de queues de cerise, etc. ; et en appelant en aide à ces moyens l'emploi des bains tièdes et prolongés, pris deux ou trois fois par semaine, et celui des lavemens répétés matin et soir, et conservés autant que possible.

Si ces moyens ne suffisaient pas pour prévenir la précipitation de l'acide urique, on y associerait avec avantage l'usage du bicarbonate de soude, à la dose de 2, 3 ou 4 grammes chaque jour, ou bien et de préférence celui de l'eau de Vichy, à la dose d'une ou deux bouteilles par jour, et, dans la belle saison, l'immersion de tout le corps dans cette eau, immersion renouvelée tous les jours pendant trois ou quatre semaines et prolongée chaque fois de manière à rendre les urines alcalines.

Dans le cas où la pierre serait d'oxalate de chaux, le régime à suivre devrait être différent : il conviendrait que l'alimentation fût plus animale que végétale ; mais, ordinairement, la seule précaution d'éviter l'oseille suffit pour prévenir la récidive. Celle-ci est assez rare pour que je ne l'aie jamais observée à la suite des nombreuses opérations de lithotritie que j'ai pratiquées chez les enfans pour des pierres de cette nature.

Quant aux calculs d'oxyde cystique, l'usage des boissons abondantes, des bains, des lavemens, voilà ce qu'il paraît rationel d'employer comme moyen préservatif de la récidive.

Dans la supposition où la pierre brisée serait phosphatique, il conviendrait encore d'étendre les urines par les boissons, les bains, les lavemens, et tout d'abord il faudrait s'assurer si l'état catarrhal de la vessie, cause habituelle des dépôts phosphatiques, n'a pas cessé pendant ou après la lithotritie, ce qui arrive assez souvent.

Dans le cas où cet état catarrhal persisterait, il faudrait le combattre par les moyens appropriés, notamment par l'évacuation artificielle de l'urine, si la vessie ne se vide pas ou se vide incomplétement; l'emploi des injections d'eau simple ou d'eau médicamenteuse, si l'évacuation naturelle ou artificielle des urines ne suffit pas pour ramener les choses à l'état normal, etc.

Et à cet égard, je dirai qu'un des agens les plus puissans que je connaisse, et dont je fais le plus souvent usage, c'est le nitrate d'argent cristallisé, dissous d'abord dans partie égale d'eau distillée, et étendu ensuite dans cent à deux cents parties d'eau commune. Je le porte dans la vessie à l'aide d'une sonde de gomme élastique et d'une seringue en ivoire, deux ou trois fois par semaine, quelquefois tous les jours, et je l'y laisse tant que l'organe peut le supporter. Assez souvent en quelques jours, et presque constamment en quelques semaines, les urines, sous l'influence de cette médication, reviennent à leurs conditions normales; ensuite il suffit ordinairement de simples moyens hygiéniques pour les maintenir telles.

Si la pierre, phosphatique, à l'extérieur, était d'acide urique, d'oxalate de chaux, ou d'oxyde cystique, à l'intérieur, il faudrait opposer à la disposition à la gravelle d'acide urique, d'oxalate de chaux ou d'oxyde cystique, les boissons, les bains et les soins du régime, et combattre l'affection catarrhale de la vessie, quand elle persiste, par les moyens locaux dont nous venons de parler, les préparations balsamiques, etc.

Il convient de s'abstenir ici des eaux alcalines, spécialement de celles de Vichy : on sait que ces eaux, prises en une certaine quantité, rendent l'urine alcaline, et que, lorsque ce liquide, naturellement acide, devient alcalin sous l'influence d'une affection catarrhale, il laisse déposer des sels phosphatiques.

J'ai dit plus haut que, dans le cas de catarrhe vésical, il importe, si la vessie ne se vide pas ou se vide incomplétement, de faire usage de la sonde et de pratiquer des injections. La conduite à tenir serait semblable, lors même que les urines ne seraient pas encore catarrhales, toutes les fois que celles-ci ne sortiraient pas ou sortiraient mal. Il faudrait commencer par procéder à l'évacuation artificielle et régulière des urines, et s'attacher ensuite à en rétablir, autant que possible, le cours normal, soit en excitant l'action contractile de la vessie, soit en rendant à l'urètre sa largeur, soit en usant des moyens réputés comme propres à combattre l'engorgement de la prostate. Il sera bien aussi de laver souvent la vessie à grande eau, afin de favoriser la sortie des matières salines, des sables, des graviers, que les urines pourraient y avoir entraînés ou déposés.

Un soin important à prendre toutes les fois que la vessie

fonctionne mal, c'est celui de l'explorer de temps à autre, quand même il ne se serait pas manifesté d'indice de nouveau calcul; on le comprend, dans de pareilles conditions, la pierre peut se former sans produire immédiatement des symptômes bien appréciables.

## X.

**Des difficultés de la lithotritie.**

La lithotritie peut présenter des difficultés de plus d'un genre. D'abord l'urètre peut être rétréci, et l'introduction des instrumens d'un certain diamètre ne pas être possible. De là, la nécessité de dilater l'urètre ou de se servir d'instrumens d'un petit volume. Heureusement, aujourd'hui, les instrumens sont faits avec une telle perfection, qu'avec une grosseur médiocre, ils ont assez de force pour briser la plupart des pierres. D'ailleurs, très peu de jours suffisent ordinairement, en pareil cas, pour donner au canal des urines une largeur convenable, à l'aide des seuls moyens dilatans. Et puis, il est d'observation, au moins pour moi, que la coïncidence de la pierre et d'un ou de plusieurs rétrécissemens de l'urètre est un fait assez rare, contrairement à ce que l'on serait tenté de croire *à priori*. Il semblerait naturel, en effet, que les rétrécissemens de l'urètre, gênant l'émission de l'urine, et rendant ainsi plus difficile ou même impossible la sortie spontanée des petites concrétions calculeuses, favorisassent la formation de la pierre, et cela doit être, sans nul doute ; mais probablement que le régime sévère et l'usage des boissons délayantes auxquels sont souvent astreints les malades affectés de rétrécissemens urétraux, contrebalancent et au delà cette influence de la gêne plus ou moins grande du cours de l'urine.

Une difficulté plus sérieuse, et parfois même insurmontable, était présentée par l'hypertrophie de la prostate, alors que la lithotritie était pratiquée avec l'instrument droit. Celui-ci, dans certains cas, était arrêté immédiatement avant son entrée dans la vessie, et le mouvement de bascule qu'on lui imprimait, pour en élever l'extrémité vésicale, toujours plus ou moins douloureux, a été plus d'une fois insuffisant pour faire franchir l'obstacle. D'ailleurs, arrivé dans la vessie, l'instrument se trouvait soulevé par la prostate, et tenu fréquemment trop haut pour que le cône creux, formé par ses branches, pût embrasser le corps étranger.

Il en résultait des manœuvres souvent vaines et toujours laborieuses, et des réactions graves ou même mortelles. Aujourd'hui que la lithotritie est faite à peu près exclusivement avec un instrument courbe, l'hypertrophie de la prostate n'apporte plus d'obstacle, ni même de difficulté réelle à l'entrée dans la vessie ; si cette condition organique rend quelquefois plus complexe la manœuvre vésicale, en obligeant à tourner le bec de l'instrument du côté du rectum, pour saisir le corps étranger, jamais elle ne met un empêchement absolu au broiement, et rarement elle devient cause de réaction entre des mains prudentes et exercées.

Plusieurs difficultés peuvent s'offrir dans la vessie. Une première, c'est le grand volume de la pierre. Il est possible que ce volume soit tel, que l'instrument ne puisse point l'admettre entre ses branches écartées. Cette condition, que moi-même j'ai rencontrée dans les premiers temps de la lithotritie, et même depuis l'invention de l'instrument à deux branches, devient et deviendra de plus en plus rare, par la raison que l'éveil est donné sur les symptômes de la pierre, et que l'on connaît généralement la facilité de sa destruction, tant qu'on ne l'a pas laissée trop grossir. Ce n'est guère qu'au fond de la province et dans les pays arriérés qu'on trouve aujourd'hui des pierres de l'ordre dont il s'agit. Il est à remarquer, d'ailleurs, que l'instrument à deux branches, outre qu'il embrasse des pierres très volumineuses, peut briser même celles qu'il n'embrasse pas complétement de prime-abord, quand elles sont peu résistantes, les phosphatiques, par exemple, et même parfois quand elles sont très dures, mais friables et à surface rugueuse, comme celles d'oxalate de chaux.

Une autre difficulté que j'ai pu toujours surmonter, quand je l'ai rencontrée seule, mais qui, réunie à la précédente, peut devenir un véritable obstacle à la lithotritie, c'est la dureté de la pierre. Tant que la pierre n'est pas d'un très grand volume, qu'elle peut être embrassée par l'instrument, elle est attaquable par lui, ou du moins je n'en ai pas rencontré qui ne le fût pas; mais une pierre à la fois dure et grosse, si surtout elle est à surface lisse, comme c'est assez l'ordinaire en pareil cas, ne reste guère dans l'instrument; elle échappe souvent sitôt qu'on cherche à la presser, et surtout à l'attaquer par le marteau. Dans ces conditions, les tentatives de broiement peuvent être longtemps vaines, et provoquer, si on les multiplie trop, une cystite plus ou moins intense. Toutefois, j'ai plus d'un exemple de personnes chez lesquelles je suis parvenu à briser la pierre après une ou plusieurs séances sans résultat, mais aussi sans réaction, parce que je n'avais fait, chaque fois, que des essais modérés. Maintenues dans certaines limites, les premières tentatives vaines de la lithotritie deviennent des sortes d'explorations utiles pour apprécier le degré de tolérance de la vessie et du sujet.

La vessie peut opposer des difficultés à la lithotritie de plusieurs manières, et d'abord en revenant fortement sur elle-même, sous l'influence de l'irritation de ses parois. Dans ce cas, l'instrument ne trouve pas entre celles-ci et le corps étranger un espace suffisant pour s'ouvrir et se développer de façon à l'embrasser. Pour remédier à cette irritation de la vessie, et amener l'organe à se laisser distendre assez pour le but qu'on se propose, on a recours au repos absolu, aux bains tièdes, aux boissons délayantes, mucilagineuses, émulsives, gélatineuses, alcalines, aux lavemens émolliens et à un régime très doux. Je suis parvenu bien des fois à pratiquer la lithotritie chez des malades affectés de grosses pierres, et qui, d'abord, ne pouvaient conserver que de très petites quantités d'urine dans la vessie. Je me rappelle, entre autres, un ancien agent de change de Lyon, parent et ami du célèbre docteur Boucher de cette ville, dont la vessie retenait à peine une demi-cuillerée à café d'urine, remplie et irritée qu'elle était par une très grosse pierre; il n'est devenu opérable par la nouvelle méthode qu'après six semaines de soins actifs et assidus, donnés aux bains de Tivoli, avec le bon concours de M. le docteur Bossion, alors mon élève. Mon principal moyen pour arriver, en pareille circonstance, au résultat définitif, a été, après le traitement antiphlogistique, de faire prendre aux malades un bain entier et prolongé, immédiatement avant chaque séance de broiement, et d'attendre, pour introduire le lithotriteur, que la vessie eût reçu, par la voie des reins, toute la quantité d'eau qu'elle était susceptible de contenir.

Une difficulté d'une nature opposée, mais plus facile à surmonter, que présente parfois la vessie, c'est le défaut de contraction de ses parois et la rétention des détritus dans son bas-fond. Cette condition de la vessie rend la lithotritie un peu plus lente ; mais il est aisé de suppléer à l'action expulsive de l'organe, à l'aide d'instrumens appropriés, et en particulier en se servant d'un lithotriteur à cuiller qui extrait, à chaque sortie, une partie des détritus, et en faisant ensuite chaque jour une ou plusieurs injections, au moyen d'une seringue à hydrocèle et d'une sonde de gomme élastique. On commence d'abord par laisser sortir l'eau sitôt après son introduction ; puis, lorsqu'on a constaté la tolérance de l'organe pour les injections ainsi faites, on pousse l'eau un peu brusquement, de manière à produire un mélange général des parties solides et liquides, et à provoquer, autant que possible, leur émission simultanée.

Il arrive assez souvent que la lithotritie, par suite de cette inertie de la vessie, reste, pour ainsi dire, complétement innocente, et que les séances peuvent être rapprochées au point de se succéder tous les jours, ou même deux fois par jour. C'est ainsi qu'à St-Quentin j'ai pu, à plusieurs reprises, opérer jusqu'à trois fois dans les vingt-quatre heures, un vieillard octogénaire, parent d'alliance de M. le professeur Chomel.

Jamais la difficulté dont il s'agit ne m'a arrêté ; jamais je n'ai remarqué d'accident de quelque importance à la suite des moyens employés pour la surmonter.

Une difficulté plus sérieuse est opposée à la lithotritie par les lacunes de la vessie, quand des calculs s'y trouvent logés ou que des fragmens s'y engagent dans le cours de l'opération. Dans le temps où la lithotritie se pratiquait avec l'instrument à trois branches, cette difficulté était à peu près insurmontable; aujourd'hui, on peut la vaincre presque toujours, en faisant usage d'un brise-pierre à bec court, et en le portant directement dans la lacune qui contient le corps étranger. J'ai recueilli un certain nombre de faits qui me prouvent le parti que l'on peut tirer de cet instrument en pareil cas. Du reste, les pierres châtonnées sont beaucoup plus rares qu'on ne le pensait autrefois. La pratique de la lithotritie apprend que l'idée de leur fréquence est une idée fausse, basée probablement sur des tailles mal faites.

# XI.

## Des accidens de la lithotritie.

Les accidens auxquels expose la lithotritie sont devenus de moins en moins nombreux, de moins en moins graves, au fur et à mesure que les instrumens se sont perfectionnés, que les mains se sont exercées, et que l'expérience a montré les limites dans lesquelles il convient de rester à chaque séance opératoire. Il n'est plus question d'urètre déchiré, de vessie percée, de portion de membrane muqueuse vésicale arrachée, d'instrument brisé, d'instrument forcé ; il n'y a plus de manœuvre opératoire provoquant des douleurs intolérables, ni ne séance prolongée au point d'être suivie de mort presque immédiate. Les douleurs produites par l'opération sont, en général, très faibles, et quelquefois nulles ; et, quant à la durée des séances, tous les praticiens familiarisés avec la lithotritie savent que, toutes choses égales d'ailleurs, moins les séances sont longues, moins elles ébranlent l'économie, moins elles déterminent de réaction.

Les accidens que l'on observe le plus souvent dans le cours de la lithotritie sont les suivans : un accès de fièvre avec frisson, chaleur et transpiration, survenant ordinairement peu d'heures après la séance, et se renouvelant quelquefois le lendemain ou le surlendemain ; une irritation de la vessie donnant lieu à des besoins fréquens d'uriner et à des mictions douloureuses ; une rétention d'urine plus ou moins complète, produite, sans doute, par la contraction spasmodique du col de la vessie et de la partie profonde de l'urètre.

J'ai déjà dit, en traitant de l'opération, que, pour prévenir comme pour combattre la fièvre, j'avais recours au repos, aux boissons émulsives et mucilagineuses, à la diète, ou du moins à un régime sévère et doux. J'ai ajouté que, rarement, j'avais eu besoin de faire usage de la saignée contre la violence de la fièvre, ou du sulfate de quinine contre des accès fébriles se renouvelant périodiquement.

A part ce dernier agent, les moyens par lesquels on combat l'irritation de la vessie sont à peu près les mêmes que ceux employés contre la fièvre, avec le soin toutefois d'insister davantage sur les boissons délayantes, mucilagineuses et émulsives, et en y associant l'usage des grands bains tièdes et prolongés, des cataplasmes émolliens sur l'hypogastre, et quelquefois les émissions sanguines, à l'aide des sangsues appliquées à l'anus.

Quant à la rétention d'urine, un des meilleurs moyens de la prévenir, c'est de ne pas laisser la vessie se distendre outre mesure, de ne quitter le malade opéré qu'après l'avoir vu uriner naturellement ou l'avoir fait uriner au moyen de la sonde. Le traitement curatif consiste encore dans l'usage de la sonde et dans l'emploi des moyens antiphlogistiques locaux et généraux.

On conçoit que, puisque, chez les calculeux, un exercice

un peu violent du corps, et, quelquefois, la simple marche suffisent pour donner lieu à un écoulement de sang par l'urètre, en
faisant balotter la pierre dans la vessie, il doit être assez fréquent que les manœuvres de la lithotritie aient pour effet de
rendre les urines sanguinolentes, et que l'écoulement de sang
ainsi mêlé aux urines continue un certain temps après une
séance opératoire. Mais, de même que la perte de sang qui a
lieu après un exercice du corps, celle-ci cesse ordinairement
d'elle-même, sous l'influence du repos qui succède à l'opération ; elle ne mérite pas considération.

Il n'en serait pas de même d'un écoulement de sang qui
durerait assez pour faire croire que ce liquide continue à
s'extravaser après le retrait des instrumens. Celui-ci consti-
tuerait une véritable hémorrhagie, et nécessiterait une attention particulière ; car il pourrait, en se prolongeant, amener
l'affaiblissement du malade et donner lieu à des conséquences
graves. Je dois dire que je l'ai observé rarement, et que jamais
il ne s'est montré à moi que chez des malades dont la vessie
était déjà ramollie, ulcérée ou fongueuse.

Les applications froides, les lavemens froids et les injections
froides, voilà, avec le repos et les boissons acidules, les premiers moyens à lui opposer. Mais il sera bien d'être réservé
dans l'emploi des injections froides ; elles provoquent facilement des cystites.

Un accident que j'ai observé quelquefois au commencement
de la lithotritie, et qui, abstraction faite des enfans, ne s'est
plus présenté à moi depuis bien des années, c'est l'engagement

dans l'urètre de fragmens trop gros pour sortir naturellement. Je suis porté à croire que cela tient au fait que voici : avec l'instrument courbe, on n'exerce aucune action dilatante sur la portion prostatique de l'urètre ; tandis qu'avec la pince à trois branches dont je faisais usage d'abord, je devais élargir cette partie, en y ramenant et en y engageant plus ou moins le sommet du cône formé par les branches écartées de l'instrument.

Cet accident, on pouvait le redouter à cette époque, où il était assez difficile d'aller chercher le fragment arrêté dans l'urètre, faute d'instrument approprié ; de telle sorte que la répulsion du fragment dans la vessie, au risque de froisser ou même de déchirer le col de cet organe, était un moyen conseillé et employé pour y remédier. Aujourd'hui, il ne m'occupe plus : d'abord, parce qu'il arrive si rarement, je viens de le dire, que je ne l'observe plus chez les adultes, et qu'avec un petit brise-pierre urétral à bec très court, et d'ailleurs en tout semblable au brise-pierre vésical, on peut, sans beaucoup de peine, aller saisir et briser le fragment dans le lieu où il siége.

Un accident qui se présente encore quelquefois à moi, mais bien moins souvent qu'au commencement de la lithotritie, c'est l'orchite, l'engorgement inflammatoire d'un testicule. Cet engorgement s'explique par l'irritation produite sur les orifices des conduits éjaculateurs, soit par le brise-pierre, soit par les fragmens du calcul. Il n'a jamais de suite grave ; il cède ordinairement aux applications émollientes ; rarement il nécessite l'emploi des sangsues. Ce n'est même pas un obstacle à la continuation immédiate de la lithotritie. A Paris, j'attends ordinairement, pour opérer de nouveau, qu'il soit à peu près dissipé; mais, ailleurs, il m'est arrivé plusieurs fois de passer outre, et d'opérer comme s'il n'existait rien d'anormal, sans avoir eu à me repentir de ma conduite. Du reste, un des meilleurs moyens de prévenir cet accident, c'est d'exiger du malade qu'il porte habituellement un suspensoir.

L'accident que je redoute le plus, c'est une réaction sur les reins, c'est l'extension de l'irritation de la vessie jusqu'aux organes sécréteurs de l'urine. Je pense que cette réaction n'a guère lieu que quand les reins sont déjà malades; malheureusement, ils le sont assez souvent lorsque la pierre a été précédée ou accompagnée de gravelle. Il faut, dès que cette réaction se manifeste par la rareté des urines et la fièvre, se hâter de la combattre par les antiphlogistiques les plus énergiques, notamment par la saignée et les bains prolongés. Le hoquet, en pareil cas, est un symptôme des plus graves.

J'ai observé autrefois un accident que je n'observe guère aujourd'hui, une réaction sur les voies digestives, avec vomissement d'abord et dévoiement ensuite. La diète, le repos et des boissons acidules ou gommeuses m'ont suffi ordinairement pour en faire justice.

# XII.

## Des contre-indications de la lithotritie.

Les difficultés et les accidens dont nous venons de parler peuvent devenir des contre-indications de la lithotritie. Ainsi, le très grand volume de la pierre, surtout si elle est dure et à surface lisse, doit faire renoncer à cette opération pour recourir à la taille ou se borner au traitement palliatif. Les tentatives vaines de lithotritie, qu'on les prolonge ou qu'on les réitère trop, compromettent la vie du malade; il en est de même des séances qui ont pour résultat la division d'un corps étranger très volumineux, quand elles sont trop laborieuses, trop rapprochées ou trop nombreuses. Il faut les éviter, sous peine de s'exposer à des accidens graves ou même mortels. Toutefois, il est des circonstances où l'on peut faire avec un plein succès des séances nombreuses et rapprochées, c'est quand les pierres sont multiples, sans être trop dures ni trop volumineuses, et encore quand, volumineuses et peu résistantes, elles siégent dans une vessie qui supporte bien l'action des instrumens. J'ai obtenu plusieurs beaux résultats en ce genre. Cela se conçoit pour les pierres multiples, parce qu'on n'en attaque guère qu'une à chaque séance, et qu'après l'opération, la vessie reste en contact avec des pierres entières ou des fragmens peu volumineux.

Pour les pierres volumineuses et peu résistantes, l'expérience prouve que la tolérance de la vessie, une fois établie, peut se montrer grande et durable.

Si certaines pierres châtonnées peuvent être détruites par la lithotritie, ainsi que je l'ai dit plus haut, il en est d'autres qui sont disposées de manière à se soustraire, sinon en totalité, du moins en partie à l'action des instrumens, et contre lesquels il n'y a de ressource que dans la taille. Des autopsies m'ont démontré ce fait d'une manière évidente.

Une cystite intense et rebelle au traitement antiphlogistique, une fièvre forte et permanente, un ensemble de symptômes qui fait croire qu'il existe une lésion profonde des reins, sont autant de contre-indications de la lithotritie. Un praticien prudent ne l'entreprendra jamais dans de telles conditions; il attendra, tout en faisant la médecine des symptômes. Si, forcé par la douleur ou l'aggravation des accidens, il a recours à une opération, ce sera à la taille, qui, seule, en pareil cas, peut laisser quelques chances de succès.

Ni l'extrême jeunesse du malade, ni son âge très avancé ne peuvent apporter d'obstacle à la lithotritie. Cette opération est praticable à tous les âges. Je l'ai faite avec un plein succès chez un enfant de moins de 2 ans, et chez un vieillard de 88 ans passés. Toutefois, elle présente des difficultés spéciales dans la première enfance, d'autres dans l'extrême vieillesse; nous allons les exposer.

# XIII.


### De la lithotritie chez les enfans.

J'ai pratiqué la lithotritie chez beaucoup d'enfans, notamment sur plusieurs garçons qui avaient moins de 3 ans. L'un de ceux-ci n'avait pas 23 mois quand j'ai commencé à l'opérer. Il portait une grosse pierre; son traitement a été long; mais la guérison a été parfaite.

Il en a été de même des autres enfans que j'ai soumis à la lithotritie, et j'y ai soumis tous les jeunes calculeux qui se sont présentés à moi : ils sont tous guéris, à l'exception toutefois d'un petit garçon de Belleville, que son éloignement et le grand nombre des calculs contenus dans sa vessie m'ont engagé, après quelques séances peu productives, à faire entrer à l'hôpital des Enfans, où il a été taillé sous mes yeux et avec un plein succès, par mon honorable et excellent confrère, M. P. Guersant.

Je l'ai déjà dit ailleurs, presque tous ces enfans étaient pauvres et mal nourris; presque tous avaient des pierres d'oxalate de chaux, avec addition ou sans addition d'une couche plus ou moins épaisse de phosphates. Je suis toujours parvenu, chez eux, abstraction faite de l'exception qui vient d'être indiquée, à conduire la lithotritie à bonne fin, mais non sans peine, je l'avoue. Outre la nécessité de recourir à des instrumens de très petit diamètre pour pénétrer dans des organes si peu développés, et les difficultés des manœuvres opératoires, sans recourir aux moyens anesthésiques, chez des êtres si peu accessibles au raisonnement, le peu de développement de la prostate et l'extensibilité de la partie profonde de l'urètre, exposent à l'engagement dans le canal de fragmens trop volumineux pour le parcourir dans toute son étendue. Bien des fois je me suis trouvé dans l'obligation, pour les enlever, d'opérer la lithotritie urétrale. C'est là, comme on le pense bien, une opération peu aisée, à cause surtout de la délicatesse des instrumens dont il faut se servir. Je comprends très bien que, dans la pratique des hôpitaux, on donne, en général, la préférence à la taille, quoique cette opération ne soit pas aussi peu dangereuse à cet âge qu'on serait tenté de le croire, à entendre certaines personnes.

Du reste, on est bien dédommagé des peines que l'on se donne pour détruire la pierre chez les enfans par la perspective d'une cure complète et presque toujours sans récidive. Ce résultat tient très probablement, d'une part, à la bonne disposition des organes, et de l'autre, à ce que la pierre, ordinairement d'oxalate de chaux, a été souvent causée par un régime trop végétal, et peut être facilement évitée par une alimentation plus animale.

# XIV.

## De la lithotritie chez les vieillards.

Chez les vieillards, la lithotritie est, en général, facile, et ses chances de succès, à moins de contre-indication positive, sont incomparablement plus grandes que celles de la taille. Toutefois, la tendance de la vessie à se laisser distendre par l'urine nécessite une attention particulière sur les conditions de cet organe et sur celles de la prostate. Il faut souvent recourir, pour faire sortir les détritus, d'un côté au brise-pierre à cuiller, et de l'autre à des injections répétées, à l'aide d'une seringue à hydrocèle et d'une grosse sonde de gomme élastique. Par l'emploi combiné de ces moyens, on supplée à l'action de la vessie, et l'on parcourt assez fréquemment les différentes périodes du traitement sans observer d'accident grave.

Contrairement à ce que l'on remarque chez les enfans, la récidive de l'affection calculeuse est fréquente chez les vieillards. Cela provient de deux causes, toutes deux inhérentes à l'âge avancé. D'un côté, les urines sont ordinairement chargées d'acide urique et tendent à déposer du sable de cette nature dans les reins, les bassinets, les uretères, la vessie, lequel sable devient élément d'abord de gravier, puis de pierre ; de l'autre, la faiblesse de la vessie et la disposition souvent catarrhale de cet organe favorisent singulièrement le séjour et l'accroissement des concrétions calculeuses dans cet organe. C'est le cas d'employer, comme moyen préservatif de la récidive, les injections d'eau simple ou d'eau rendue plus ou moins détersive, stimulante ou astringente, et de les répéter souvent et longtemps.

## XV.

**De la lithotritie chez la femme.**

Jusqu'à présent, nous avons parlé de la lithotritie comme si elle était pratiquée chez l'homme seul. Il n'en est pas ainsi. La femme, à la vérité, est bien moins souvent que l'homme affectée de la pierre ; mais elle l'est quelquefois, et j'ai eu l'occasion de pratiquer la lithotritie chez un certain nombre de personnes du sexe.

Ici, comme chez l'homme, cette opération peut être faite à tous les âges. Je l'ai pratiquée aux deux limites extrêmes de la vie, chez une petite fille de 3 ans, qui m'avait été confiée par mon très regrettable collègue Baron père, et que dans le temps j'ai présentée à l'Académie de médecine, et chez une dame plus qu'octogénaire, affectée d'une très grosse pierre, que j'ai eu le bonheur de guérir sous les yeux du professeur Jules Cloquet, son médecin ordinaire, avec le bon concours de M. le docteur Giroux de Buzareingues, aujourd'hui député au Corps législatif. Il en a été de même de toutes les personnes du sexe que j'ai opérées ; elles sont toutes guéries. Aucune d'elles n'a éprouvé d'accident grave ; une seule s'est trouvée, dans le cours du traitement, amenée à une faiblesse qui

5

nous a occupés, M. le docteur Monneret et moi, mais à laquelle mon savant confrère a remédié par divers moyens, et entre autres par le quinquina.

On conçoit que la lithotritie chez la femme doive être plus facile que chez l'homme pour plusieurs raisons : et d'abord à cause du peu de longueur de l'urètre, de sa largeur, de son extensibilité, de l'absence de la prostate, ainsi que de la rareté des maladies de ce canal et de celles de la vessie. Toutefois, la sensibilité plus vive de la femme demande considération, et l'on peut être conduit à recourir aux moyens anesthésiques pour parer à ses inconvéniens. C'est ce qui m'est arrivé chez une dame de la société, que mon honorable collègue M. Émery m'a fait opérer lors de la grande vogue du chloroforme. Mais il est résulté de là une nécessité que nous eussions voulu éviter dans une opération aussi simple, celle de nous adjoindre plusieurs confrères : un pour administrer le chloroforme, d'autres pour maintenir les membres, en cas de réveil intempestif.

On comprend aussi que la récidive doive être bien moins à craindre chez la femme que chez l'homme, et qu'il y ait moins de précautions à prendre pour la prévenir. Néanmoins, parmi ces précautions, il peut y en avoir de particulières à la femme. Ainsi, chez une dame que j'ai lithotritiée pour une pierre phosphatique, formée sous l'influence d'un catarrhe de vessie, causé lui-même par une fistule vésico-vaginale, j'ai dû, dans le but d'éviter la récidive, m'attacher à la guérison de la fistule, ce que j'ai obtenu par la cautérisation avec le nitrate d'argent et des soins prolongés.

A part ces quelques différences, la lithotritie chez la femme ressemble en tous points à la lithotritie chez l'homme. Je n'ai rien à ajouter à ce que j'en ai dit.

# XVI.

## De la lithotritie urétrale.

J'ai dit, en traitant des accidens de la lithotritie vésicale, que des fragmens de pierre, trop gros pour sortir naturellement de l'urètre, pouvaient s'engager dans ce canal, que ce fait, très fréquent lorsque la lithotritie était pratiquée avec la pince à trois branches, était devenu assez rare depuis qu'on fait usage du brise-pierre courbe à deux branches. J'ai ajouté, en parlant de la lithotritie chez les enfans, que l'extensibilité de la partie profonde de l'urètre et le peu de développement de la prostate y exposaient dans le premier âge bien plus qu'à un âge plus avancé, et qu'il en résultait quelquefois de grandes difficultés pour conduire l'opération à bon terme. Outre cette circonstance de l'arrêt d'un fragment dans l'urètre, qui, lorsqu'il se prolonge, peut nécessiter une division mécanique, il en est une autre qui met le praticien dans l'obligation d'y recourir assez souvent, c'est celle d'un gros gravier ou d'un petit calcul engagé dans l'urètre, et s'y étant arrêté de manière à gêner plus ou moins le cours de l'urine, ou même à l'intercepter tout à fait. Or, il y a à cet égard une différence, pour les effets, entre les fragmens de pierres arrêtés dans l'urètre et les graviers ou les calculs qui sont dans la même position. Les premiers peuvent gêner plus ou moins le cours de l'urine, mais ils ne l'interrompent presque jamais, sans doute à cause de l'irrégularité de leur surface; tandis que les graviers et les calculs, en raison de leur forme arrondie, l'obstruent quelquefois au point de ne pas laisser sortir une goutte d'urine. Aussi, pour les fragmens de pierres, je n'ai guère recours à la division mécanique que dans le cas où, me présentant pour une nouvelle séance de lithotritie, j'éprouve un obstacle à l'introduction des instrumens jusque dans la vessie; tandis que, pour les graviers et les calculs, j'ai presque toujours procédé à l'extraction immédiate, avec ou sans division préliminaire.

Qu'il s'agisse d'un gravier, d'un petit calcul ou d'un fragment de pierre, je procède à la lithotritie urétrale avec le même instrument et de la même manière. L'instrument est celui-là même que j'ai décrit à l'occasion de la lithotritie vésicale, avec cette différence que les branches sont plus déliées et que le bec, d'ailleurs sans dents, est beaucoup plus court, ainsi qu'on peut le remarquer sur la gravure ci-jointe. Deux exemplaires de cet instrument m'ont suffi jusqu'à présent pour tous les cas qui se sont offerts à moi : l'un a un bec de 9 millimètres de long, l'autre en a un de 5 millimètres. Le premier me sert pour les adultes; le second, pour les enfans et pour les cas de gravier arrêté derrière un rétrécissement.

Pour la lithotritie urétrale, il n'y a pas de préparation à faire subir au malade. Toutefois, si contre l'ordinaire, on n'était pas pris d'urgence, il serait bien de faire prendre d'abord un bain prolongé et une boisson abondante. On favoriserait par là la sécrétion de l'urine et l'impulsion de dedans en dehors que ce liquide peut et doit donner au produit du broiement.

Qu'il y ait eu, ou qu'il n'y ait pas eu préparation pour la lithotritie urétrale, voici comment j'y procède : quelquefois je place le malade dans la position appropriée à la lithotritie vésicale, mais le plus souvent je me contente de le faire asseoir sur le bord de son lit ou sur un fauteuil ; j'introduis le petit brise-pierre dans l'urètre ; je le pousse de la main droite jusque sur le corps étranger, en ayant le soin de maintenir celui-ci en place, à l'aide du pouce et de l'index de la main gauche ; je manœuvre de façon à passer le bec de l'instrument au delà ; puis je ramène la branche mâle sur la branche femelle, de manière à ce qu'elle se trouve en deçà du corps à détruire ; après quoi, rapprochant les deux branches, je saisis celui-ci et le brise soit par la simple pression, soit par la pression et la percussion combinées, selon le degré de résistance, et je rapporte avec l'instrument une partie des détritus hors de l'urètre.

Assez souvent il n'en faut pas davantage pour désobstruer le canal ; quelquefois le malade, en urinant, vient en aide à l'opérateur. D'autres fois, une injection, poussée dans la vessie avec une petite sonde de gomme élastique, contribue à provoquer une action énergique de la part de cet organe, et à donner une grande puissance éliminatrice au jet du liquide.

En cas d'insuffisance de ce moyen, ou même quelquefois avant d'y recourir, j'introduis de nouveau le brise-pierre, et je procède encore au broiement; je le répète un certain nombre de fois, si le corps est volumineux, et je réserve les moyens accessoires dont il s'agit pour compléter l'extraction des détritus.

Un grand bain et une boisson abondante peuvent contribuer, comme on le pense bien, au parfait dégagement du canal. Ces mêmes moyens et un régime sévère, voilà ce qu'il convient d'employer pour combattre l'irritation produite par les manœuvres opératoires, et pour prévenir la réaction qui peut suivre. J'ai observé quelquefois un accès de fièvre à la suite de la lithotritie urétrale; mais je n'ai jamais vu cette opération donner lieu à aucun accident grave.

Comme, d'un autre côté, la lithotritie urétrale a été pour moi toujours possible, quoique parfois assez difficile chez les enfans, je ne pense pas qu'il y ait jamais à balancer entre elle et la boutonnière; je crois qu'il faut tenter la première dans tous les cas. Il m'a fallu quelquefois plusieurs séances pour obtenir la destruction complète du corps étranger; une fois entre autres, où j'avais à briser une pierre de 15 à 16 lignes de diamètre chez un jeune Américain; mais j'ai réussi : j'ai obtenu la guérison dans ce cas comme dans tous les autres.

Je termine ici ce petit travail.

Puisse-t-il contribuer à faire bien connaître la lithotritie, à la faire mieux apprécier, à la populariser promptement et partout! J'aurai atteint le but que je me suis proposé. Je ne doute point, au reste, que cette belle opération, dont le domaine s'étend sans cesse, ne soit un jour applicable avec succès à presque tous les calculs de la vessie et de l'urètre. Que faut-il, en effet, pour cela? Ne pas laisser grossir ces calculs, ne pas leur donner le temps de produire des complications graves; c'est-à-dire explorer les malades au premier indice de la pierre, les traiter à la première preuve de son existence. C'est ce que certainement les hommes de l'art instruits et consciencieux ne manqueront pas de faire à l'avenir.

# TABLE DES MATIÈRES.

—




Paris. — Typographie Félix Malteste et Cᵉ, rue des Deux-Portes-St-Sauveur, 22.